بسم الله الرحمن الرحیم

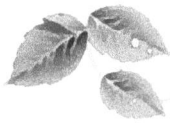

خواننده گرامی شما با انتخاب این کتاب مصمم شده‌اید که بر بیماری غلبه کنید، غلبه بر سرطان شانسی و تصادفی نیست تصمیم شماست

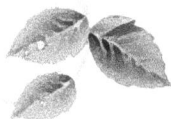

غلبه بر سرطان با نیروی فکر و گفتار

دکتر آزاده نعمتی

سرشناسه	: نعمتی، آزاده، ۱۳۵۴-
عنوان و نام پدیدآور	: غلبه بر سرطان با نیروی فکر و گفتار/ مؤلف آزاده نعمتی.
مشخصات نشر	: شیراز: صبح انتظار، ۱۳۹۵.
مشخصات ظاهری	: ۹۲ص.؛ ۱۳×۱۳ س م.
شابک	: ۹۷۸-۶۰۰-۷۶۸۵-۴۸-۸
وضعیت فهرست نویسی	: فیپا
یادداشت	: کتابنامه.
موضوع	: نعمتی، آزاده، ۱۳۵۴- سرگذشتنامه Nemati, Azadeh -- Biography
موضوع	: سرطان – جنبه های روان شناسی Cancer—psychological aspects
موضوع	: شفای روانی Mental healing
موضوع	: تفکر نوین New thought
رده بندی کنگره	: ۱۳۹۵ ۸ ع ۶۶ ن/ RC ۲۶۲
رده بندی دیویی	: ۶۱۶/۹۹۴
شماره کتابشناسی ملی	: ۴۲۵۲۲۴۳

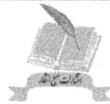

عنوان و نام پدیدآور: غلبه بر سرطان با نیروی فکر و گفتار/ آزاده نعمتی

طراح جلد و صفحه آرا: عظیمه زارع

تیراژ: ۱۰۰۰

نوبت چاپ: اول

قیمت: ۸۰۰۰۰ ریال

لیتوگرافی، چاپ و صحافی:

مدیر مسئول: سید فاطمه طباطبایی

ارتباط با ناشر: ۰۹۳۶۳۲۳۵۰۰۲ etsobhan@yahoo.com

ارتباط با نویسنده: ۰۹۳۷۸۰۸۲۵۰۶ www.banarvan.com

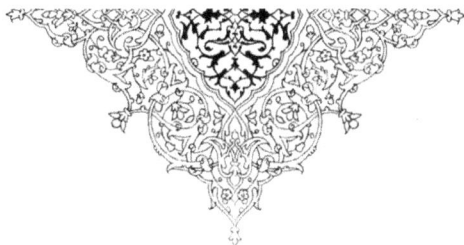

تقدیم به همه پزشکان گرانقدری که تمام وقت خود را

وقف بیماران سرطانی کرده اند

جناب آقای دکتر رمزی و جناب آقای دکتر حامدی

جناب آقای دکتر طالعی و جناب آقای دکتر امراللهی

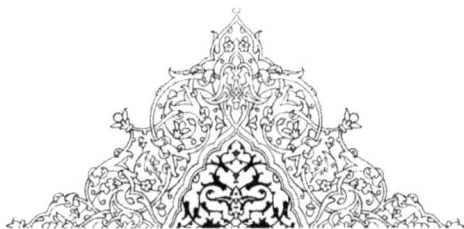

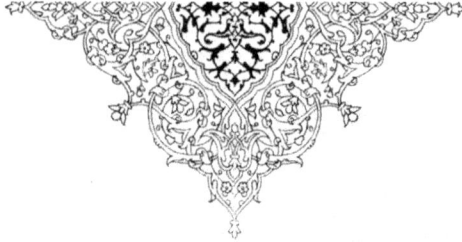

با تشکر از همسر عزیزم

دکتر محمدرضا فلاحتی قدیمی فومنی

که همیشه نیروی من برای نوشتن بوده است

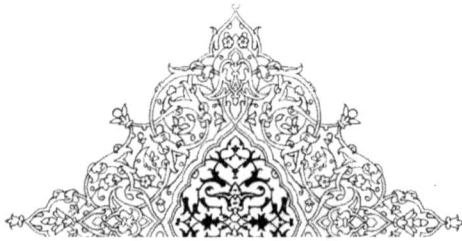

غلبه بر سرطان با نیروی فکر و گفتار

این سرشار است

آن سرشار است

سرشار از سرشار می‌آید

سرشار را از سرشار برگیر

آنچه می‌ماند باز سرشار است

باشد که صلح و سازش و آسایش در هر کجا جاری.

هرچه هست آکنده از پروردگار است.

خواهنده ب اش خوش باش و بر هیچ حسرت مخور

زندگی را صد ساله آرزو کن

تا کار را به انجام برسانی

و کردار را وارسته سازی

آری اگر انسان بودن افتخار توست.

(اپانیشادها، کتاب‌های حکمت)

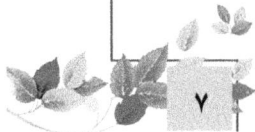

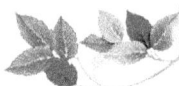

غلبه بر سرطان با نیروی فکر و گفتار

حدود بیش از دو سال پیش بیمار شدم. سخت بیمار که هرگز گمان نمیکردم بتوانم آن روزها را بگذرانم. آن قدر ناتوان که وقتی رفت و آمد مردم را میدیدم تعجب میکردم.

وقایع آن روزها را در کتاب" روزی که بیدار شدم" نوشتم و مورد توجه خوانندگان قرار گرفت و در طی چند ماه هزاران نسخه از آن را به بیماران و دوستان هدیه دادم.

من توانستم با کمک خداوند، پزشکان، اطرافیان و خودم بیماری سرطان را شکست دهم. در آن کتاب نوشتم که ادعای قهرمانی ندارم اما به چیزهایی که اطرافم بود و از آنها بهره ی کمتری میبردم قایل شدم و توسط آنها توانستم به مراتب بالاتری دست یابم.

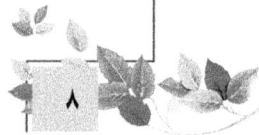

غلبه بر سرطان با نیروی فکر و گفتار

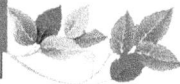

مفهوم حرفهای مرا شاید بیماران و کسانی که مانند من سرطان را تجربه کرده اند و شفا یافته اند بهتر بدانند. نگارش این مطالب ساده نیست اما واقعیت دارد.

در بیمارستان امیر کودکان ، نوزادان و نوجوانان معصومی را میدیدم که دچار بیماری شده اند. از سرکار خانم عبدالرضاپور پرستار مهربان و با تجربه ای که همیشه تزریقات مرا انجام میداد پرسیدم آیا آنها بهتر میشوند و او جواب داد زودتر از بزرگسالان.

هنگام شیمی درمانی پیرزنی کنار تخت من با موبایلش آهنگی پخش میکرد تا شیمی درمانی را بهتر تحمل کند و باز پرستار گفت که اونیز زودتر خوب میشود و بهتر جواب میگیرد. به فکر فرو رفتم. چه دلیلی دارد که کودکان زودتر از

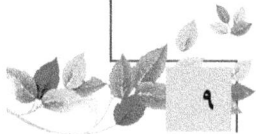

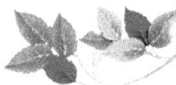

ما بهبود می‌یابند. آیا به خاطر نیروی جوانی است؟ نه پس اگر این تنها دلیل باشد پیرزنی که ناآگاه از همه چیز است چرا زودتر شفا می‌یابد؟ به دنبال دلیل دیگری میگشتم.

دارو ، پزشک و بیمارستان که برای همه یکسان است پس عامل دیگری دخالت دارد. عاملی که دیده نمیشود.

چگونه میشود که دانه ای را در زمین میکاریم از زیر آنهمه گل و خاک سبز میشود و سر به آسمان می‌آورد؟ چگونه است که وزش باد چرخها را به حرکت در می‌آورد؟ چرا نور آفتاب مرا گرم میکند مگر نور و باد دیده میشوند؟

در کتابهای علوم همیشه می‌خواندیم که نیرو توانایی انجام کار است. پس مطمئنم که در دانه نیرویی نهفته است که آن

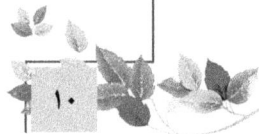

غلبه بر سرطان با نیروی فکر و گفتار

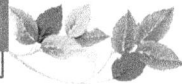

را سبز میکند. باد نیرو دارد و گرما نیز. و ما از نیروی آنها استفاده میکنیم. و این نظریه به ذهنم رسید که باید از نیروی هر چیزی به نفع بیماری استفاده کنیم.

چرا از نیروی داروها به نفع خودمان استفاده نکنیم. مگر نه این است که انسان از هر چیزی به نفع خودش استفاده میکند؟ پس چرا هنگام بیماری نباید از نیروی دعا دوا و خودمان بهره ببریم؟

وقتی کسی بیمار می‌شود یا نیاز به کمک دارد معمولا همه به یاریش می‌شتابند. این بیماری نیز جدا از این قاعده نیست. پزشکان پرستاران اطرافیان دوستان جامعه و... همه و همه به این فکر هستند که به شما کمک کنند. تنها کسی که ممکن است به این فکر نباشد خود شما هستید.

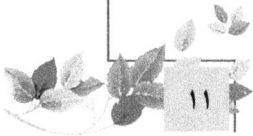

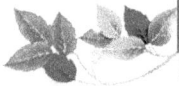

مسئولیت را به عهده ی دیگران نگذارید. شما اولین نفر مسئولی هستید که باید از خودتان مراقبت کنید و زحمات دیگران را به هدر ندهید.

این نیروی دارو نیست که شفا میدهد این خود ما هستیم که میتوانیم به خودمان شفا دهیم.

میتوانم ثابت کنم که مصرف دارو تنها راه موثر برای درمان نیست. حتما کسانی را دیده اید که هنگام مصرف دارو میگویند اینها خواص ندارند و مرا خوب نمیکنند و همینطور هم میشود. و یا کسانی را دیده اید که گفته اند چون روحیه اش بالا بود خوب شد. یا حتما شنیده اید که همیشه میگویند بیماری اش عصبی است. و هر بیماری با فکر و خیال منفی بدتر میشود.

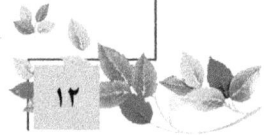

غلبه بر سرطان با نیروی فکر و گفتار

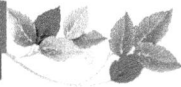

اگر به نیروی داروها اعتقاد ندارید شک نداشته باشید هرگز خوب نمیشوید. داروها را حرام نکنید. میتوانید امتحان کنید. اگر کسی در اطراف شما سردرد دارد به جای قرص استامینوفن قرص دیگری که مشابه است (مثلا ویتامین) به او بدهید. بدون اینکه شخص بداند پس از چند ساعت احساس بهبودی میکند. پس میتوان نتیجه گرفت که نیروی فکر و تلقین مثبت قوی تر از نیروی داروست.

با این مقدمه میخواهم به سراغ بحث اصلی نیرو بروم **یعنی همان توانایی انجام کار.** در دنیا نیروهای زیادی وجود دارد. همانطور که گفته شد باد آتش آب و خاک که چهار عنصر اصلی هستند هم نیرو دارند.

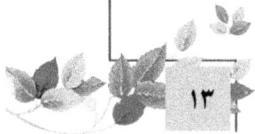

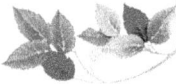

غلبه بر سرطان با نیروی فکر و گفتار

در دین اسلام به نماز جماعت توصیه شده است. یکی از دلایل آن میتواند جمع شدن نیروی دعا باشد. پس اولین قدم جهانی فکر کردن است تا نیروی بیشتری بگیریم.

دنیا به همین کوچکی کره‌ی زمین نیست. دنیا به همین ناپایداری لحظه‌ی کنونی نیست. دنیا به همین بدی که ما فکر میکنیم نیست. کره‌ی زمین یکی از کرات آسمانی است.

دنیا به همین کوچکی خانه و اتاق ما نیست. دنیا بزرگتر از آن است که در تصور ما بگنجد. اما هست. بزرگ است. بنا بر این باید بزرگ فکر کرد. یک بیمار سرطانی لازم است که از نیروی بیرونی دنیایی به این بزرگی استفاده ببرد.

جهانی بودن را می‌توانم با یک مثال ساده اثبات کنم.

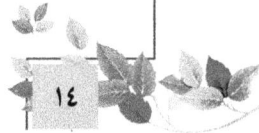

غلبه بر سرطان با نیروی فکر و گفتار

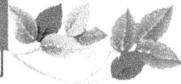

همه‌ی ما امروزه چند موبایل قدیمی و همینطور آخرین سیستم در خانه داریم. هرکس حداقل دو موبایل دارد. وقتی گوشی موبایل زنگ می‌خورد نه به برق وصل است نه سیمی دارد. صفحه ی آن روشن می‌شود و کسی ما را می‌خواند. پس اینکه این موبایل چگونه روشن شد چگونه کار می‌کند از طریق همان امواج که نیرو دارند و گفته شد نیرو توانایی انجام کار است. پس همه ی ما توانایی انجام کار را داریم اما ممکن است در جهت درست از آن استفاذه نکنیم.

در قدم اول بیمار باید بپذیرد که بیماراست اما تسلیم نشود. باید پذیرفت که بیماری و سلامتی هردو روی یک سکه هستند. اکنون تو بیمار شده‌ای ولی زمانی سالم بوده‌ای. دوباره

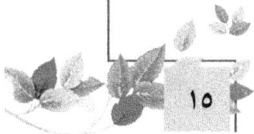

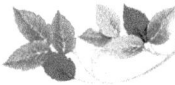

غلبه بر سرطان با نیروی فکر و گفتار

هم میتوانی و باید سالم شوی. پذیرش بیماری سخت است اما امکان پذیراست.

همه میگویند که در قدیم این بیماریها نبود و کسی بیمار نمیشد و..... اما من میگویم بیایید برعکس فکر کنیم. در قدیم هم این بیماریها بوده اند اما شاید تشخیص داده نمیشده اند.در قدیم دارو و درمان و امکانات پزشکی کمتر بوده. پس بهتر است از امکانات موجود بهترین استفاده را ببریم.

به دنبال دلایل بیماری نگردید. به دنبال چرایی و چگونگی نباشید. خداوند خود بالاترین دانایان است. هرکس قسمت و سرنوشتی دارد.

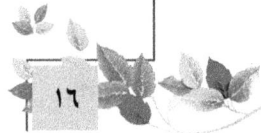

غلبه بر سرطان با نیروی فکر و گفتار

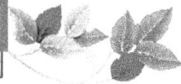

چیزی که در جامعه‌ی ایران بیشتر دیده‌ام و در جوامع دیگر کمتر نگهداری از اشیا و چیزهای گرانبهاست. مادرم همیشه از لفظ "روز مبادا " استفاده می‌کرد و من هنوز نمی‌دانم این روز مبادا کی می‌آید؟ شاید آمده است و من متوجه نشده‌ام.

اغلب ایرانیان سالهای عمر خود را در تمیزی و نگهداری ظروف کریستال فرش مبلمان طلا و غیره می‌گذرانند اما مراقب خود نیستند حتی هنگامی که لازم است.

دلمان برای ظرفی که می‌شکند می‌سوزد برای لباسی که قدیمی می‌شود ناراحت می‌شویم حتی برای بیماری دیگر دل می‌سوزانیم اما برای خودمان کاری نمی‌کنیم.

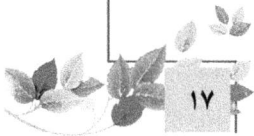

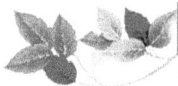

غلبه بر سرطان با نیروی فکر و گفتار

بیمار مبتلا به **سرطان باید از نیروی خود و نیروی دیگران به نفع خودش استفاده کند.** شادی و غم مانند خمیازه هردو واگیردار هستند. نیازی نیست امکانات ویژه ای داشته باشید تا شاد باشید. با افراد مثبت و شاد رفت و آمد کنید. غصه هیچ چیزی را نخورید چرا که فایده ندارد. یک فنجان چای گرم یک لیوان آب سرد، یک هوای تازه و... همه و همه می‌تواند باعث سپاسگزاری از خدای بزرگ شود.

پس از پذیرش بیماری باید صبر کرد. یکی از عواملی که در قرآن و احادیث هم مکررا از آن یاد شده است صبر است. صبر در مصیبت. و خداوند فرموده است ان اله مع الصابرین. حضرت عیسی مسیح صبر کرد. حضرت زینب صبر

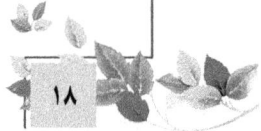

غلبه بر سرطان با نیروی فکر و گفتار

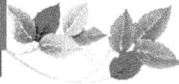

کرد بر مصیبت برادر. حضرت ایوب نیز صبر کرد و اینها همه نمونه هایی از صبر است.

اما مراحل درمان بیماری سرطان طولانی تر است و نیاز به صبر بیشتری دارد. برای یک سرماخوردگی ساده یک هفته زمان لازم است تا فرد بهبود یابد.

از شیخ بهایی پرسیدند:

سخت می‌گذرد چه باید کرد؟

گفت: خودت که می‌گویی سخت می‌گذرد سخت که نمی‌ماند

دیروزت خوب یا بد گذشت و امروز روز دیگری است

قدری شادی با خود به خانه ببر

راه خانه ات را که یاد گرفت فردا با پای خودش می‌آید.

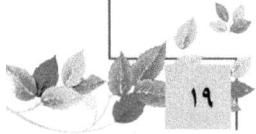

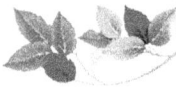

غلبه بر سرطان با نیروی فکر و گفتار

از هرآنچه که دارید استفاده کنید و لذت ببرید.

ورزش کنید پیاده روی کنید از انرژی زمین نیرو بگیرید با رویش برگها هم قدم شوید از نور خورشید نیرو بگیرید به کمک داروها بیایید. شما نیز دوباره سبز خواهید شد. مطمئن باشید.

بزرگی را گفتند راز همیشه شاد بودنت چیست؟

گفت دل بر آنچه نمی‌ماند نمی‌بندم.

فردا یک راز است

نگرانش نیستم

دیروز یک خاطره بود

حسرتش را نمی‌خورم

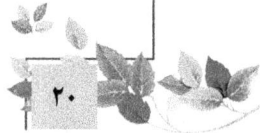

غلبه بر سرطان با نیروی فکر و گفتار

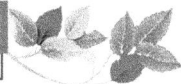

و امروز یک هدیه است

قدرش را می‌دانم

مدام به خود بگویید که بهتر می‌شوید. و پس از بهبودی هیچ گاه فکر نکنید که دوباره بیماری به سراغ شما خواهد آمد. همیشه تصویر ذهنی سلامتی خود را در نظر داشته باشید. چرا که طبق قانون جهانی جذب کائنات آنچه را که شما فکر می‌کنید به شما می‌بخشد.

در صفحات قبل از بزرگی دنیای بیرون صحبت کردم. دنیای بیرون میتواند در مقابل دنیای درون تو قرار گیرد. دنیای درون تو نیز به همان اندازه بزرگ است عمیق است.

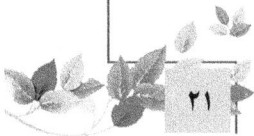

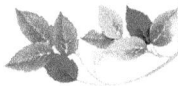

غلبه بر سرطان با نیروی فکر و گفتار

دنیای بیرون را تو نمیتوانی اداره کنی اما میتوانی مدیر دنیای درون خود باشی.

مدیریت ساده نیست راه و روش دارد. همه مدیر نیستند و اگر هم باشند الزاما مدیر خوبی نیستند. در این کتاب دوست دارم به معرفی راههای مدیریت فکر و گفتار از جنبه علمی و زبانی بپردازم.

تغییر در طرز نگرش و الگوهای ثابت مغز می‌تواند یکی دیگر از راههای مقابله با بیماری سرطان باشد. در مغز یک سری الگوهای ثابت ذخیره شده است. برای مغز سخت است از الگوهای معمول و غالب فرار کند. اگر باور ندارید دو تمرین زیر را انجام دهید.

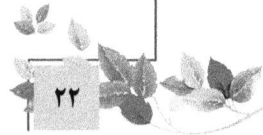

غلبه بر سرطان با نیروی فکر و گفتار

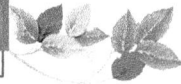

۱) چهار چیز را نام ببرید که نمی‌توانید از آنها عکس‌برداری کنید.

۲) این ۹ ستاره را با ۴ خط به هم متصل کنید به طوری انتهای هر خط به ابتدای خط دیگر متصل شود.

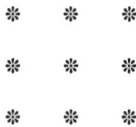

❋   ❋   ❋

❋   ❋   ❋

❋   ❋   ❋

در تمرین اول مغز تنها اشیایی را به خاطر می‌آورد که می‌تواند از آنها عکس بگیرد نه اشیایی که نمی‌توان از آنها عکس گرفت. این نوع تفکر معکوس به ما کمک می‌کند که بین اشیا و

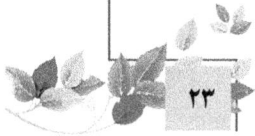

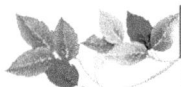

غلبه بر سرطان با نیروی فکر و گفتار

عکسها رابطه ی جدیدی بسازیم که ما را از پیوندهای عادی که مغز بین آنها برقرار می‌نماید خلاص می‌کند.

در تمرین دوم ما باید به چیزی غیر از یک مربع فکر کنیم. مغز الگوی تصویری غالب و متداول را یک مربع می‌داند اما ما باید از الگوی مربع خلاص شویم.

داشتن الگوی ذهنی صحیح در مبارزه با بیماری سرطان مهم است. فرد سرطانی و یا هر فرد دیگری با شنیدن نام سرطان به سراغ الگوهای متداول می‌رود ریزش مو ضعف ناراحتی درد غم و غصه و...

اما از شما خواهش می‌کنم که این الگوهای ذهنی را شکسته و به فکر سلامتی و بهبود باشید. خود را شاد سرحال

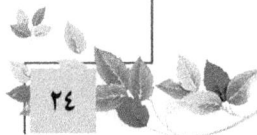

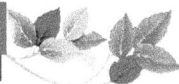

سرزنده و سالم ببینید. نگذارید بیماری بر شما غلبه کند. شاید در ابتدا کاری دشوار به نظر بیاید اما لطفا تسلیم نشوید.

سرطان پایان زندگی نیست. روزانه هزاران نفر به خاطر بیمارهای دیگر از بین می‌روند. در طی سالهای بیماری ام افراد سالم زیادی مردند که مرا از مرگ آنها مطلع نکردند. اجل گشته میرد نه بیمار سخت.

همانطور که میدانید وجه تمایز انسانها و حیوانات توانایی صحبت کردن است. با زبان کارهای زیادی میتوان کرد. اینکه چگونه انسانها زبان اول یا زبانهای دوم و خارجی را می‌آموزند بحث مفصلی است. اما آنچه در این کتاب مورد نظر است استفاده از زبان برای مهار و غلبه بر بیماری سرطان می‌باشد.

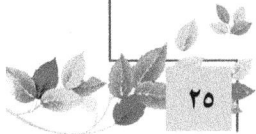

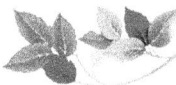

غلبه بر سرطان با نیروی فکر و گفتار

یکی از راههای مدیریت فکر و گفتار را میتوانم بر اساس نظریه ی آستین به اثبات برسانم.

جان لانگشاو آستین (به انگلیسی: John Langshaw Austin) (۱۹۱۱ – ۱۹۶۰)، یک فیلسوف انگلیسی، و چهرهٔ برجستهٔ مکتب فلسفی زبان روزمره و بنیان‌گذار نظریهٔ کنش گفتاری بود.او در مدرسهٔ شروزبوری فیلولوژی کلاسیک را فرا گرفت و از سال ۱۹۲۹ در دانشگاه آکسفورد به تحصیل فلسفهٔ یونان بهویژه ارسطو پرداخت.از سال ۱۹۳۳ آستین بهعنوان مدرس در دانشگاه آکسفورد مشغول به کار شد و به فلسفهٔ افلاطون، لایبنیتس و ایمانوئل کانت پرداخت. پس از جنگ جهانی دوم سمینارهایی موسوم به "شنبه صبح" را برگزار کرد

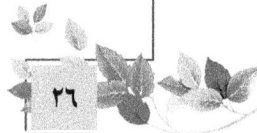

غلبه بر سرطان با نیروی فکر و گفتار

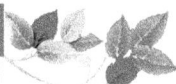

که در آنجا بیش از همه در مورد نظریه‌های ویتگنشتاین، فرگه و نوآم چامسکی بحث می‌شد.خود آستین در سن ۴۸ سالگی بر اثر سرطان ریه درگذشت.

نظریهٔ کنش گفتاری آستین در کتابی به نام **"چگونه کلمات کار انجام می‌دهند؟"** که عبارت از مجموعه مقالات تدریسی او در آکسفورد بود، منتشر شد.نظریهٔ آستین با تحلیل انواع مختلف کارهایی که با کلمات می‌توانیم انجام دهیم، آغاز می‌شود. دیرزمانی است فیلسوفان بر این باورند که زبان به کار گرفته می‌شود تا جهان را بازنمایی کند، یعنی نشان دهد که چه هست و چه نیست .به همین دلیل، مفهوم حقیقت، مفهومی مرکزی در فلسفهٔ زبان بوده‌است. اما آستین،

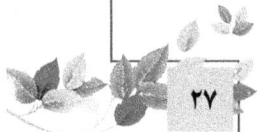

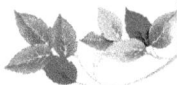

غلبه بر سرطان با نیروی فکر و گفتار

مثل ویتگنشتاین، مصمم است تا بسیاری از کارهای دیگری را که با کلمات می‌توانیم انجام دهیم، نشان دهد. ما تنها چیزها را آن‌گونه که هستند بازنمایی نمی‌کنیم، بلکه پرسش می‌کنیم، فرمان می‌دهیم، لطیفه می‌گوییم، وعده می‌دهیم، پیشنهاد می‌کنیم، پند می‌دهیم، تشویق و تهدید می‌نماییم و همهٔ این‌ها با استفاده از کلمات انجام می‌شود.

آستین در ادامه، تمایز سه‌گانه‌ای میان اشکال مختلف کنش‌های گفتاری رسم می‌کند. در شکل نخست، کلمات معنای روشن و متعارفی دارند. این جمله که « گربه روی فرش نشسته‌است » به یک گربه، یک فرش و ربط میان آنها، که نشستن یکی روی دیگری است، اشاره می‌کند. معنای

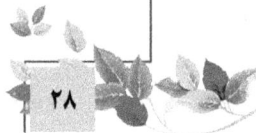

غلبه بر سرطان با نیروی فکر و گفتار

متعارف آن چیزی است که در یک کنش گفتاری خاص گفته می‌شود. آستین به این کنش، نام فنی کنش بیانی می‌دهد. در شکل دوم، فرد با گفتن کلمات خاصی، به‌واقع، موجب وقوع عملی می‌شود— مثلاً فرد با گفتن «بله» به هنگام عقد، پیمانی را می‌پذیرد، با گفتن «می‌شود این کار را انجام دهید؟» خواسته‌ای را مطرح می‌کند و با گفتن «انجامش بده» فرمان به انجام کاری می‌دهد. آستین این کنش‌های گفتاری را کنش غیربیانی می‌نامد. نهایتاً در شکل سوم، در پی گفتن چیزی، اغلب عملی انجام می‌شود، مثلاً با گفتن «بله»، فردی ازدواج می‌کند، و با گفتن «من این جنس را با قیمت مناسب‌تری نسبت به مغازهٔ روبه‌رو به شما می‌فروشم»،

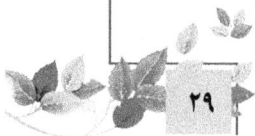

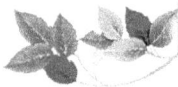

خریداری به خرید جنسی قانع می‌شود و.... آستین به این کنش‌ها، کنش فراعبارتی می‌گوید.

به عبارت ساده تر بر اساس نظریه ی کنش گفتاری که توسط آستین مطرح شد کنش گفتار به عملی گفته میشود که در نتیجه ی یک گفته رخ دهد.

بر پایه ی این نظریه از کلمات نه تنها برای ارتباطات استفاده میشود بلکه برای انجام کار نیزاستفاده می‌شود. پس میتوان آن را نیروی گفتار هم نامید.

طبق نظریه ی کنش گفتار کلمات می‌توانند منجر به عمل شوند. پس آنچه که در ذهن است به صورت گفتار تولید میشود. وی در کتاب خود چگونه کلمات کار انجام میدهند

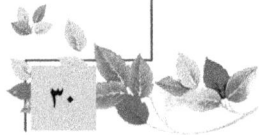

غلبه بر سرطان با نیروی فکر و گفتار

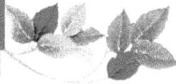

بیان کرده است که ما بسیاری از کارهای دیگر را نیز می‌توانیم با کلمات انجام دهیم. مثلا وقتی وعده می‌دهیم پیشنهاد میکنیم تشویق میکنیم همه ی این اعمال با استفاده از کلمات انجام میگیرند.

به علاوه در زبان شناسی چامسکی دستور گشتاری را معرفی کرده. بر اساس نظریه ی چامسکی هر جمله دو ساخت دارد یکی ژرف ساخت و دیگری روساخت. ژرف ساخت تعیین کننده ی روابط معنایی و منطقی اجزای جمله است که شکل خارجی آن روساخت نامیده می‌شود. پس ژرف ساخت است که روساخت را می‌سازد. حال با توجه به دو نظریه ی زبانی ذکرشده یک بیمار سرطانی لازم است ژرف ساخت مثبتی از

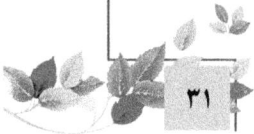

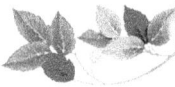

غلبه بر سرطان با نیروی فکر و گفتار

جملاتی که می‌خواهد تولید کند داشته باشد و همچنین گفتار مثبت را تبدیل به کنش کند. برای یک بیمار سرطانی **گفتار مثبت می‌تواند و باید شفای خویشتن باشد** که تبدیل به کنش می‌شود یعنی اتفاق می‌افتد.بنابراین اطلاعات مسموم را از ذهن خود بیرون کنید.

یکی دیگر از کاربردهای زبان پنهان کاری است. تفاوت مهدی حسن را کشت با حسن کشته شد و یا کشته شدن حسن در این است که پنهان کاری به تدریج بیشتر می‌شود. بیماران نیز باید از این نکته استفاده کنند و پنهان کاری کنند. یعنی از الفاظ غیر مستقیم استفاده کنند. **من خوب می‌شوم**

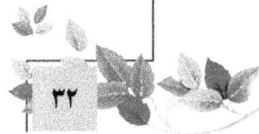

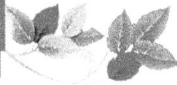

را می‌توان به جای مریضی به کار برد. یا **حالم خوب** نیست را به جای اینکه بگویید حالم بد است.

دوباره سوال اول را مطرح می‌کنم چرا برخی با دارو و درمان و شرایط یکسان بهتر نتیجه می‌گیرند؟ برخی از دلایل آن را که مربوط به قوانین و نظریه‌های موجود می‌باشد ذکر کرده ام. مطالبی که خواندید نه شعار است و نه دستورالعمل. واقعیتهایی است که از زبان کسی شنیده اید که خود درد بیماری را چشیده است ولی اکنون بیمار نیست.

آرامش به معنای آن نیست که صدایی نباشد

مشکلی وجود نداشته باشد

کار سختی پیش رو نباشد

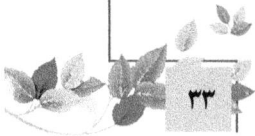

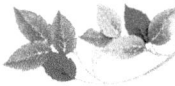

غلبه بر سرطان با نیروی فکر و گفتار

آرامش یعنی در میان دغدغه‌ها

صداها مشکلات و کار سخت

دلی آرام وجود داشته باشد.

از همه‌ی خوانندگان التماس دعا دارم.

همانطور که بیان شد دنیا پر از قوانین مختلف است. در ادامه ۱۲۰ قانون مختلف را جمع آوری کرده ام. ممکن است همه‌ی قوانین برای یک بیمار سرطانی مناسب نباشند اما دانستن آنها خالی از لطف نیست.

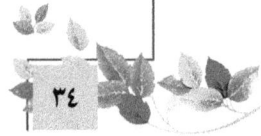

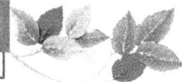

۱۲۰ قانون برایان تریسی

- قانون علت و معلول

هر چیز به دلیلی رخ می‌دهد. برای هر علتی معلولی هست، و برای هر معلولی علت یا علت‌های بخصوصی وجود دارد، چه از آنها اطلاع داشته باشید چه نداشته باشید. چیزی به اسم اتفاق وجود ندارد.

۲- قانون ذهن

همه علت‌ها و معلول‌ها ذهنی هستند. افکار شما تبدیل به واقعیت می‌شوند. افکار شما آفریننده‌اند. شما تبدیل به همان چیزی می‌شوید که درباره آن بیشتر فکر می‌کنید. همیشه درباره چیزهایی فکر کنید که واقعا طالب آن نستید و از فکر کردن درباره چیزهایی که خواستار آن نیستید اجتناب کنید.

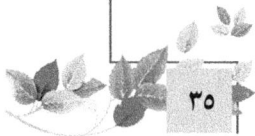

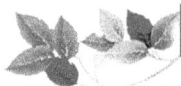

۳- قانون عینیت یافتن ذهنیات

دنیای پیرامون شما تجلی فیزیکی دنیای درون شماست. کار اصلی شما در زندگی این است که زندگی مورد علاقه خود را در درون خود خلق کنید.زندگی ایده‌آل خود را با تمام جزئیات آن مجسم کنید و این تصویر ذهنی را تا زمانی که در دنیای پیرامون شما تحقق پیدا کند، حفظ کنید.

۴- قانون رابطه مستقیم

زندگی بیرون شما بازتاب زندگی درونی شماست. بین طرز فکر و احساسات درونی شما از یک طرف و عملکرد و تجارب بیرونی شما از طرف دیگر رابطه مستقیم وجود دارد.

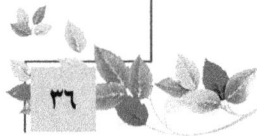

غلبه بر سرطان با نیروی فکر و گفتار

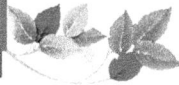

۵- قانون باور

هر چیزی را که عمیقا باور داشته باشید برایتان به واقعیت بدل می‌شود. شما آنچه را که می‌بینید باور نمی‌کنید، بلکه آن چیزی را می‌بینید که قبلا به عنوان یک باور انتخاب کرده‌اید. پس باید: باورهای محدود کننده‌ای را که مانع موفقیت شما هستند شناسایی کنید وآنها را از بین ببرید.

۶- قانون ارزش‌ها

نحوه عملکرد شما همیشه با زیربنایی‌ترین ارزش‌ها و اعتقادات شما هماهنگ است.آنچه براستی ارزش‌هایی را که واقعا به آن اعتقاد دارید بیان می‌کند ادعاهای شما نیست بلکه گفته‌ها، اعمال و انتخاب‌های شما به ویژه در هنگام ناراحتی و عصبانیت است.

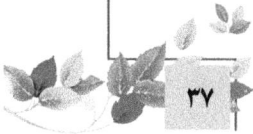

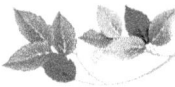

۷- قانون انگیزه

هر چه می‌گویید یا انجام می‌دهید از تمایلات درونی، خواسته‌ها و غرایز شما سرچشمه می‌گیرد. این کار ممکن است بصورت خودآگاه و ناخودآگاه انجام شود.

رمز موفقیت دو چیز است:

- تعیین اهداف و برنامه‌ریزی برای آنها.
- مشخص کردن انگیزه‌ها.

۸- قانون فعالیت ذهن ناخودآگاه

ذهن ناخودآگاه شما موجب می‌شود همه گفته‌ها و اعمالتان مطابق با الگویی انجام پذیرد که با تصویر ذهنی و باورهای زیر بنایی شما هماهنگ است.ذهن ناخودآگاه شما

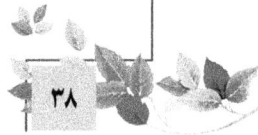

بسته به اینکه چگونه آنرا برنامه‌ریزی کنید می‌تواند شما را به پیش ببرد و یا از پیشرفت باز دارد.

۹- قانون انتظارات

اگر با اعتماد به نفس انتظار وقوع چیزی را داشته باشید در جهان پیرامونتان امکان وقوع پیدا می‌کند.شما همیشه هماهنگ با انتظاراتتان عمل می‌کنید و انتظارات شما بر رفتار و طرز برخورد اطرافیانتان تاثیر می‌گذارد.

۱۰- قانون تمرکز

هر چیزی که ذهن خود را به آن مشغول سازید در زندگی واقعیت پیدا می‌کند.هر چیزی که روی آن تمرکز کنید و مرتبا به آن فکر کنید در زندگی واقعی شکل می‌گیرد و گسترش پیدا می‌کند. بنابراین باید فکر خود را بر چیزهایی متمرکز کنید که در زندگی واقعا طالب آن هستید.

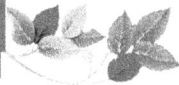

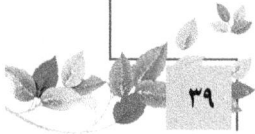

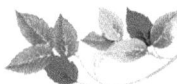

غلبه بر سرطان با نیروی فکر و گفتار

۱۱- قانون عادت

حداقل ۹۵٪ از کارهایی که انجام می‌دهید از روی عادت است، خواه عادت‌های مفید و خواه عادت‌های مضر.

شما می‌توانید عادت‌هایی را که موفقیتتان را تضمین می‌کند در خود پرورش دهید. به این صورت که تا هنگامی که رفتار مورد نظر به صورت اتوماتیک و غیر ارادی انجام نشوند تمرین و تکرار آگاهانه و مدام آنرا ادامه دهید.

۱۲- قانون جذب

شما مرتبا افکار، ایده‌ها و موقعیت‌هایی را که با افکار غالب شما هماهنگ هستند به خود جذب می‌کنید، خواه افکار منفی خواه افکار مثبت.

شما می‌توانید بهتر از اینکه هستید باشید، ثروتمند تر از اکنون باشید و توانایی‌های بیشتری داشته باشید چون می‌توانید افکار غالب خود را تغییر دهید.

غلبه بر سرطان با نیروی فکر و گفتار

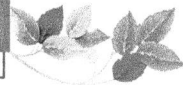

۱۳- قانون انتخاب

زندگی شما نتیجه انتخاب‌های شما تا این لحظه است. چون همیشه در انتخاب افکار خود آزاد هستید، کنترل کامل زندگی‌تان و تمامی آنچه برایتان اتفاق می‌افتد در دست شماست.

۱۴- قانون تفکر مثبت

برای موفقیت و شادی در تمام جنبه‌های زندگی تفکر مثبت امری ضروری است.شیوه تفکر شما نشان دهنده ارزش‌ها، اعتقادات و انتظارات شماست.

۱۵- قانون تغییر

تغییر غیر قابل اجتناب است و چون با دانش روزافزون و تکنولوژی رو به پیشرفت هدایت می‌شود با سرعتی غیر قابل قیاس با گذشته در حال حرکت است.کار شما این است که استاد تغییر باشید نه قربانی آن.

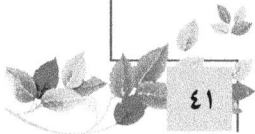

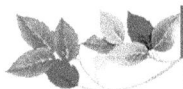

۱۶- قانون کنترل

این که تا چه حد در مورد خودتان مثبت فکر می‌کنید بستگی به این دارد که فکر می‌کنید تا چه حد زندگی‌تان را تحت کنترل دارید.

سلامتی، شادی و عملکرد عالی از طریق کنترل کامل افکار، اعمال و شرایط پیرامونتان به وجود می‌آید.

۱۷- قانون مسئولیت

هر جا که هستید و هر چه که هستید بخاطر آن است که خودتان اینطور خواسته‌اید.

مسئولیت کامل آنچه که هستید، آنچه که بدست آورده‌اید و آنچه که خواهید داشت بر عهده خود شماست.

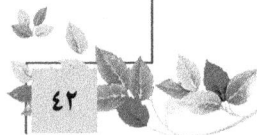

غلبه بر سرطان با نیروی فکر و گفتار

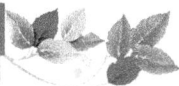

۱۸- قانون پاداش

عالم در نظم و تعادل کامل به سر می‌برد. شما همیشه پاداش کامل اعمالتان را می‌گیرید. همیشه از همان دست که می‌دهید از همان دست می‌گیرید. اگر از عالم بیشتر دریافت می‌کنید به این دلیل است که بیشتر می‌بخشید.

۱۹- قانون خدمت

پاداش‌هایی که در زندگی می‌گیرید با میزان خدمت شما به دیگران رابطه مستقیم دارد. هر چه بیشتر برای بهبود زندگی و سعادت دیگران کار و مطالعه کنید و توانایی‌های خود را افزایش دهید، در عرصه‌های مختلف زندگی خود نیز پیشرفت بیشتری به دست می‌آورید.

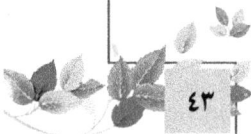

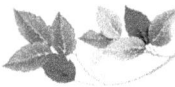

غلبه بر سرطان با نیروی فکر و گفتار

۲۰- قانون تاثیر تلاش

همه امیدها، رویاها، هدف‌ها و آرمان‌های شما در گرو سخت کوشی شماست.

هر چه بیشتر تلاش کنید، بخت و اقبال بهتری پیدا می‌کنید.

هیچ راه میانبری وجود ندارد.

۲۱- قانون آمادگی

شانس در واقع به هم پیوستن موقعیت و آمادگی است. عملکرد خوب نتیجه آمادگی کامل است که مراحل کسب آن اغلب از هفته‌ها، ماه‌ها و سال‌ها قبل آغاز می‌شود. در هر حوزه‌ای موفق‌ترین افراد آنهایی هستند که همواره در مقایسه با افراد ناموفق وقت بیشتری را صرف کسب آمادگی برای انجام کار می‌کنند.

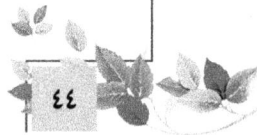

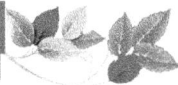

۲۲- قانون حد توانایی

هیچ وقت برای انجام همه کارها وقت کافی وجود ندارد ولی همیشه برای انجام مهمترین کارها وقت کافی است. هر چه بیشتر کار کنید کارایی بیشتری پیدا می‌کنید. اما اگر بخواهید بیش از حد حد توانتان انجام امور مختلف را به عهده بگیرید نتیجه‌ای جز این نخواهد داشت که بفهمید توانایی شما برای انجام کارها حدی دارد.

۲۳- قانون تصمیم

مصمم بودن از ویژگی‌های اساسی افراد موفق است.

در زندگی شما هر جهشی در جهت پیشرفت، هنگامی حاصل می‌شود که در موردی تصمیم روشنی گرفته باشید.

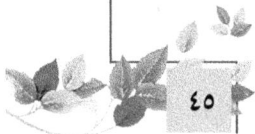

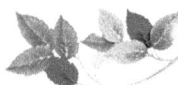

غلبه بر سرطان با نیروی فکر و گفتار

۲۴- قانون خلاقیت

ذهن شما می‌تواند به هر چیزی که برایش قابل درک باشد و آن را باور داشته باشد دست یابد.

هر نوع پیشرفتی در زندگی‌تان با یک ایده آغاز می‌شود و چون توانایی شما در خلق ایده‌های جدید نامحدود است آینده شما نیز محدودیتی نخواهد داشت.

۲۵- قانون انعطاف پذیری

در تعیین اهداف خود قاطعیت داشته باشید، اما در مورد روش دستیابی به آنها انعطاف‌پذیر باشید.

در عصر تحولات سریع، رقابت شدید و کهنه شدن مدام همه چیز، انعطاف‌پذیری و سازگاری از شرایط اساسی موفقیت است.

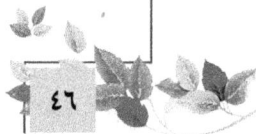

غلبه بر سرطان با نیروی فکر و گفتار

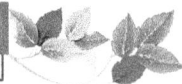

۲۶- قانون استقامت

معیار ایمان به خود، توانایی استقامت در برابر سختی‌ها، شکست‌ها و نا امیدی‌هاست.

استقامت ویژگی اساسی موفقیت است. اگر شما به اندازه کافی استقامت کنید، طبیعتا سرانجام موفق می‌شوید.

۲۷- قانون صداقت

خوشبختی و داشتن عملکرد عالی هنگامی به سراغ شما می‌آید که تصمیم بگیرید هماهنگ با والاترین ارزش‌ها و عمیق‌ترین اعتقادات خود زندگی کنید.

همیشه با آن بهترین-بهترین‌ها که در درون شماست صادق باشید.

۲۸- قانون احساس

شما در فکر کردن، درک کردن و تصمیم گرفتن صددرصد احساسی عمل می‌کنید. با احساستان تصمیم می‌گیرید و با عقلتان توجیه می‌کنید.

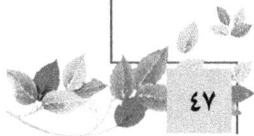

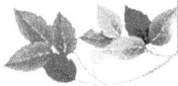

از آنجایی که کنترل افکارتان در دست خودتان است، خوشبختی شما نیز بستگی به میزان اراده شما در کنترل افکارتان دارد.

۲۹- قانون خوشبختی

کیفیت زندگی‌تان را احساس شما در هر لحظه تعیین می‌کند و احساس شما را تفسیر شما از وقایع پیرامونتان تعیین می‌کند نه خود وقایع.

هرگز برای اینکه تجربه خوشی از دوران کودکی داشته باشید دیر نیست. کافی است گذشته را مرور کنید و روشی را که برای تفسیر تجربیات خود داشته‌اید تغییر دهید.

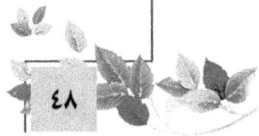

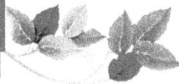

۳۰- قانون جایگزینی

ذهن خودآگاه شما در آن واحد فقط می‌تواند یک فکر را در خود جای دهد، یا مثبت یا منفی. شما می‌توانید با جایگزین کردن افکار مثبت به جای افکار منفی به خوشبختی دست پیدا کنید. ذهن مانند باغی است که در آن یا گل می‌روید یا علف هرز.

۳۱- قانون اظهار

هر گفته‌ای تاثیری به جا می‌گذارد. وقتی چیزی را با حالتی سرشار از احساس به خودتان می‌گویید، افکار، ایده‌ها و رفتارهایی هماهنگ با همان کلمات بوجود می‌آید. فقط راجع به چیزهایی فکر کنید که طالب آن هستید و راجع به آنچه که طالب آن نیستید فکر نکنید.

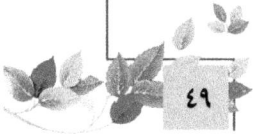

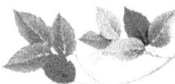

۳۲- قانون عکس العمل

افکار و احساسات شما تعیین کننده اعمال شماست و اعمال شما نیز به نوبه خود تعیین کننده افکار و احساسات شماست.

اگر برخوردی مثبت، خوشایند و خوش‌بینانه داشته باشید، فردی مثبت، خوشایند و خوش‌بین خواهی شد.

۳۳- قانون تجسم

دنیای پیرامون شما تصویری از دنیای درون شماست. تصاویر ذهنی که به آن مشغول هستید افکار، احساسات و رفتار شما را تحت تاثیر قرار می‌دهد.

هر چیزی که به روشنی و با تمام وجود تجسم کنید نهایتا در زندگی شما به واقعیت می‌پیوندد.

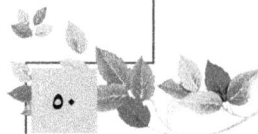

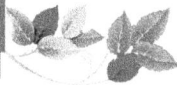

۳۴- قانون تمرین

هر چیزی را که مرتبا تمرین کنید تبدیل به یک عادت جدید می‌شود. شما می‌توانید رویکردها، توانایی‌ها و کیفیات خوشبختی و موفقیت را در خود بپرورانید، به این صورت که قوانین موفقیت را برای خود آنقدر تکرار کنید تا جزئی از شخصیت شما شوند.

۳۵- قانون تعهد

کیفیت عشق و طول مدت یک دوستی رابطه مستقیم با عمق تعهد هر دو نفری دارد که می‌خواهند با یکدیگر رابطه موفقی داشته باشند.

نسبت به کسانی که برایشان اهمیت زیادی قایل هستید از صمیم قلب و بی‌قید و شرط متعهد باشید.

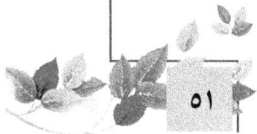

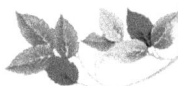

۳۶- قانون ارزش

شما همیشه به سوی کسانی که با شما ارزش‌ها، باورها و اعتقادات مشترکی دارند و با آنها توافق دارید، جذب می‌شوید. عشق کور نیست.

۳۷- قانون تفاهم

میزان تفاهم شما با هر کس بستگی به این دارد که تا چه حد ارزش‌ها، رویکردها، هدف‌ها و باورهای مشترکی دارید.

۳۸- قانون ارتباطات

کیفیت روابط شما را، کیفیت و کمیت ارتباطات شما با دیگران تعیین می‌کند.ایجاد و حفظ روابط خوب نیاز به صرف وقت دارد.

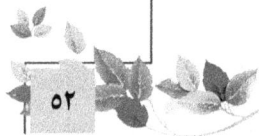

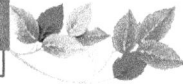

غلبه بر سرطان با نیروی فکر و گفتار

۳۹- قانون توجه

شما به چیزی توجه می‌کنید که آن را بسیار دوست دارید و برایش ارزش قائل هستید.

با دقت گوش کردن به دیگران باعث می‌شود بفهمند که شما آنها را دوست دارید و این کار باعث ایجاد اطمینان می‌شود، یعنی همان چیزی که اساس یک ارتباط دوستانه است.

۴۰- قانون عزت نفس

هر کاری که در زندگی انجام می‌دهید برای حفظ یا افزایش عزت نفس است. شما در کنار کسی احساس خوشبختی می‌کنید که باعث می‌شود احساس کنید فردی ارزشمند و مهم هستید.

هر چه بیشتر سعی کنید که عزت نفس را در دیگران افزایش دهید خودتان را نیز بیشتر دوست خواهید داشت و برای خودتان احترام بیشتری قائل خواهید شد.

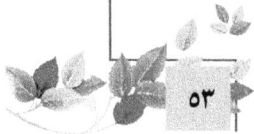

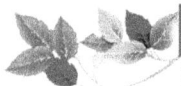

۴۱- قانون تلاش غیرمستقیم

در روابط با دیگران غیر مستقیم عمل کردن بیشتر باعث موفقیت می‌شود. برای اینکه یک دوست خوب داشته باشید باید یک دوست خوب باشید. اگر می‌خواهید روی دیگران تاثیر بگذارید باید شما هم از دیگران تاثیر بگیرید. برای ایجاد و حفظ روابط دوستانه باید اول خودتان یک فرد دوست داشتنی باشید.

۴۲- قانون تلاش معکوس

هر چه بیشتر تلاش کنید که به زور رابطه خوبی با دیگران ایجاد کنید کمتر موفق خواهید شد.

برای ایجاد یک رابطه خوب کافی است فقط راحت باشید، خودتان باشید و از لحظاتی که با دیگران هستید لذت ببرید.

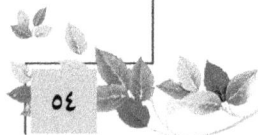

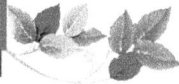

غلبه بر سرطان با نیروی فکر و گفتار

۴۳- قانون هویت

حساسیت بیش از حد یا شخصی کردن مسائل یکی از دلایل اصلی بروز مشکل در برقراری روابط با دیگران است.

فقط از طریق غیرشخصی کردن، جدا کردن خود از مسائل و داشتن یک نگرش عینی و واقع بینانه می‌توانید خوب عمل کنید و با دیگران روابط موثر برقرار سازید.

۴۴- قانون بخشش

سلامت روانی شما دقیقا بستگی دارد به اینکه تا چه حد می‌توانید کسانی را که با اعمالشان به نحوی به شما آسیب رسانده‌اند براحتی ببخشید.

بسیاری از ناراحتی‌ها و بدبختی‌ها ناشی از ناتوانی در بخشیدن دیگران است. این عدم توانایی منجر به مقصر شمردن دیگران و احساس کینه و نفرت نسبت به آنها می‌شود.

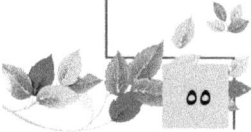

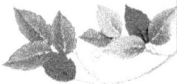

۴۵- قانون پذیرش واقعیت

مردم تغییر نمی‌کنند. آنها را همان‌طور که هستند بپذیرید. سعی نکنید دیگران را عوض کنید یا انتظار داشته باشید تغییر کنند. شما نتیجه نگرش خودتان را می‌بینید.

کلید داشتن روابط خوب با دیگران؛ پذیرش آنها به همان صورتی است که هستند.

۴۶- قانون کم کوشی

بشر سعی می‌کند آنچه را که می‌خواهد با کمترین تلاش ممکن بدست آورد. همه پیشرفت‌های بشر در زمینه تکنولوژی در واقع راه‌های دستیابی به بیشترین برون داد با کمترین درون داد است. بنابراین همه افراد بشر اساسا تنبلند و همواره به دنبال آسان‌ترین راه ممکن برای انجام کارها هستند.

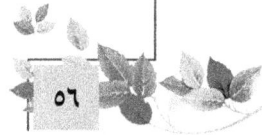

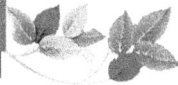

۴۷- قانون حداکثر

بشر همیشه سعی می‌کند در قبال صرف وقت، پول، تلاش یا احساس خود بیشترین نتیجه را حاصل کند. در انتخاب بین کمتر یا بیشتر، ما همیشه بیشتر را انتخاب می‌کنیم.

بنابراین، ما مردم اصولا در انجام هر کاری حریص هستیم. این ویژگی فی نفسه نه خوب است و نه بد. این فقط یک واقعیت است.

۴۸- قانون مصلحت

شما همیشه سعی می‌کنید در سریع‌ترین زمان ممکن و با آسان‌ترین راه به هدف هایتان برسید و کمتر به عواقب این کار توجه دارید. شما در هر کاری که انجام می‌دهید تمایل دارید که از روشی استفاده کنید که دردسر و مشکلات کمتری ایجاد کند.

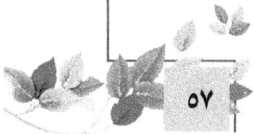

۴۹- قانون دوگانگی

شما برای هر کاری که انجام می‌دهید همیشه یکی از این دو دلیل را ارائه می‌دهید:

- دلیلی که درست به نظر می‌رسد.
- دلیل واقعی.

دلیلی که درست به نظر می‌رسد دلیلی احترام برانگیز و ظاهرا شرافتمندانه است. اما دلیل واقعی این است که راهی که انتخاب کرده‌اید در حال حاظر سریعترین و آسان‌ترین راه برای رسیدن به اهداف شماست.

۵۰- قانون انتخاب

هر کاری که انجام می‌دهید بر اساس ارزش‌های غالب در آن لحظه است. حتی هیچ کاری نکردن هم نوعی انتخاب است. هر

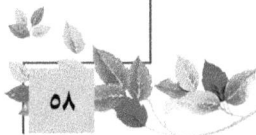

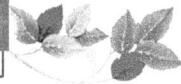

جا که هستید و هر کسی که هستید به دلیل انتخاب‌ها و تصمیم هایی است که تا این لحظه گرفته اید.

۵۱- قانون ارزش واقعی

ارزش هر چیز در چشم بیننده است. برای هیچ چیز ارزش از پیش تعیین شده‌ای وجود ندارد. میزان ارزش هر چیز بهایی است که کسی حاضر است برایش بپردازد.کسی که حاضر است در مقایسه با دیگران بالاترین بها را برای چیزی بپردازد ارزش نهایی آنرا تعیین می‌کند.

۵۲- قانون تعجیل

شما همیشه ترجیح می‌دهید که زودتر به آرزوهایتان برسید تا دیرتر. به همین دلیل است که در تمام عرصه‌های زندگی‌تان بی‌قرار هَستید.

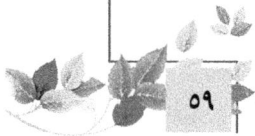

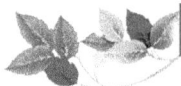

۵۳- قانون ارزش نهایی

تعیین کننده بهای اصلی هر محصول اینست که آخرین مشتری‌ها برای آخرین اقلام باقی مانده آن، چقدر حاضرند بپردازند.

۵۴- قانون عرضه و تقاضا

هنگامی که مقدار کالا یا مواد اولیه محدود است، افزایش قیمت منجر به کاهش تقاضا می‌شود و برعکس.

تشویق باعث افزایش و تنبیه باعث کاهش می‌شود. در فعالیت‌های تولیدی، مالیات و مقررات در حکم تنبیه عمل می‌کنند و در فعالیت‌های غیر تولیدی، سود و مزایا به عنوان پاداش عمل می‌کند.

۵۵- قانون کهن (Kohen)

همه چیز قابل بحث و مذاکره است.

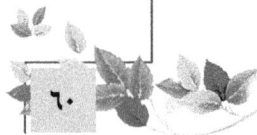

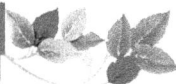

چه در خرید و چه در فروش، هر پیشنهاد قیمت یا شرایطی از سوی یکی از طرفین معامله در صورتی بهترین پیشنهاد است که بازار، آنرا بپذیرد.

همیشه برای رسیدن به قیمت بهتر صحبت کنید.

۵۶- قانون داوسن (Davson)

اگر بدانید چگونه به بهترین نحو وارد مذاکره شوید، همیشه می‌توانید معامله بهتری انجام دهید.

همیشه بیشتر از آنچه در نظر دارید مطالبه کنید. هرگز اولین قیمت پیشنهادی را نپذیرید. عجله نکنید و سپس قیمت بهتری را درخواست کنید.

۵۷- قانون تعیین مهلت

تعیین مهلت یکی از جنبه‌های ضروری معامله است. هرگاه پیشنهادی می‌دهید، برای رد یا قبول آن مهلتی تعیین کنید.

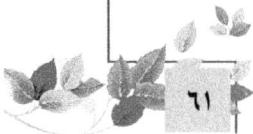

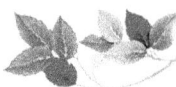

اما اگر طرف مقابل برای شما مهلتی تعیین کند، کافی است بگویید: اگر فقط همین قدر وقت دارم جواب من منفی است.

۵۸- قانون شرایط پرداخت

شرایط پرداخت یک معامله از سایر شرایط، حتی از قیمت مهمتر است.شما معمولا می‌توانید هر قیمتی را بپذیرید اگر شرایط پرداخت مطلوب باشد.

۵۹- قانون آمادگی

۸۰٪ موفقیت در معاملات بستگی به این دارد که تا چه حد از قبل خود را آماده کنید.

قبل از معامله حتما اطلاعات لازم را جمع‌آوری کنید، کارهای مقدماتی را انجام دهید و از صحت فرضیات خود اطمینان حاصل کنید.

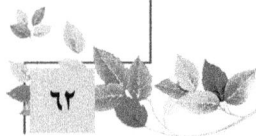

غلبه بر سرطان با نیروی فکر و گفتار

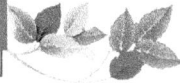

۶۰- قانون جابجایی

قبل از معامله خود را به جای طرف مقابل بگذارید و پیش‌بینی کنید که او قصد دارد چگونه معامله را پیش ببرد.

هنگامی که از موقعیت طرف مقابل درک درستی پیدا کردید، بهتر خواهید توانست معامله را به نفع خود به انجام برسانید.

۶۱- قانون اشتیاق

از طرفین معامله، آنکه از خود اشتیاق بیشتری نشان می‌دهد امکان کمتری برای بدست آوردن بهترین قیمت دارد.شما تنها در صورتی می‌توانید معامله را انجام دهید که بتوانید در صورت نامطلوب بودن قیمت از خیر معامله بگذرید.

۶۲- قانون عمل متقابل

مردم ذاتا عادل هستند و حاضرند در مقابل لطفی که به آنها می‌کنید متقابلا پاداش شما را بدهند.

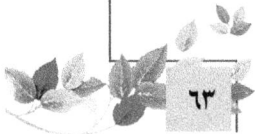

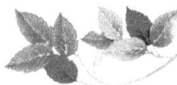

غلبه بر سرطان با نیروی فکر و گفتار

در معامله با دادن امتیازات کوچک می‌توانید در عوض امتیازات بزرگتری بدست آورید.

۶۳- قانون عدم ختم معامله

هیچ معامله‌ای تمام شده نیست. اگر اطلاعات جدیدی بدست آوردید که باعث شد از شرایط معامله راضی نباشید از طرف دیگر معامله بررسی مجدد شرایط را تقاضا کنید.

۶۴- قانون وفور نعمت

ما در جهانی سرشار از نعمت زندگی می‌کنیم، جهانی که در آن گنجینه عظیمی از ثروت برای تمام کسانی که طالب آن هستند وجود دارد.برای دستیابی به استقلال مالی همین امروز برای افزایش ثروت خود تصمیم بگیرید و سپس همان کاری را انجام دهید که دیگران پیش از شما برای رسیدن به همین هدف انجام داده‌اند.

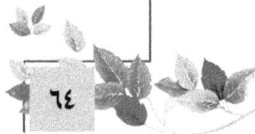

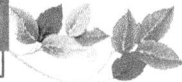

۶۵- قانون معاوضه

پول وسیله معاوضه خدمات و تولیدات یک نفر است با خدمات و تولیدات شخص دیگر.میزان درآمد شما در هر زمان بازتاب ارزشی است که دیگران برای کار شما قائل هستند.

۶۶- قانون سرمایه

سرمایه عبارت از دارایی‌هایی است که می‌توان برای تولید پول نقد از آن استفاده کرد. باارزش ترین دارایی شما توانایی کسب درآمد است. منابع جسمانی، ذهنی و عقلانی شما که مرتبا در حال رشد و تغییر است سرمایه شخصی شماست.

۶۷- قانون پس انداز

همیشه اول از همه حق خودتان را بدهید. آزادی مالی از آن کسانی است که همیشه حداقل ده درصد از درآمد خود را پس‌انداز می‌کنند.

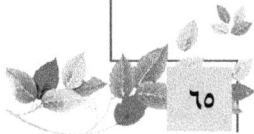

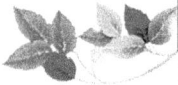

اگر نمی‌توانید پول پس‌انداز کنید، استعداد ثروتمند شدن ندارید.

۶۸- قانون نگهداری

اینکه چقدر درآمد داریم مهم نیست، بلکه نکته مهم این است که چه مقدار از آن را می‌توانید نگه دارید.

افراد موفق وقتی که درآمد خوبی دارند پس انداز می‌کنند و در نتیجه وقتی درآمد کمی دارند پشت گرمی مالی دارند.

۶۹- قانون پارکینسون

مخارج معمولا آنقدر افزایش پیدا می‌کند تا اینکه به میزان درآمد برسد. به همین دلیل است که اکثر مردم هنگام بازنشستگی فقیر هستند.

برای اینکه ثروتمند شوید باید مخارجتان کمتر از درآمدتان باشد و باقیمانده را پس‌انداز کنید.

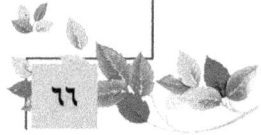

غلبه بر سرطان با نیروی فکر و گفتار

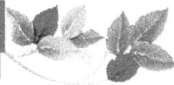

۷۰- قانون سرمایه‌گذاری

قبل از سرمایه‌گذاری تحقیقات لازم را به عمل آورید. هنگامی که مشغول انجام تحقیقات مقدماتی برای سرمایه‌گذاری هستید وقت کافی صرف این کار کنید،درست همانطور که پس از سرمایه‌گذاری برای پول درآوردن وقت صرف می‌کنید.هرگز خود را بطور ناگهانی درگیر یک سرمایه‌گذاری غیر قابل برگشت نکنید.

۷۱- قانون بهره ی مرکب

جمع‌آوری پول و افزایش دادن آن از طریق بهره مرکب، که هم به اصل سرمایه و هم به سود آن تعلق می‌گیرد، شما را ثروتمند می‌کند.

رمز دست‌یابی به استقلال مالی از طریق پس‌انداز این است که پول را کنار بگذارید و هرگز به هیچ دلیلی به آن دست نزنید.

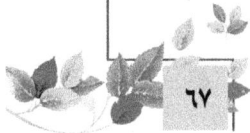

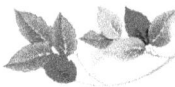

غلبه بر سرطان با نیروی فکر و گفتار

۷۲- قانون برآیند

موفقیت مالی بزرگ برآیند صدها، بلکه هزارها، تلاش کوچک است که ممکن است هرگز توسط کسی دیده یا تحسین نشده باشد.

برای ثروتمند شدن هیچ راه سریع یا آسانی وجود ندارد.

۷۳- قانون جذب

جمع‌آوری پول موجب می‌شود که پول بیشتری به سوی شما جذب شود.در حین جمع‌آوری پول، تفکر مثبت در مورد آن شما را تبدیل به چیزی شبیه آهن ربا می‌کند، با این تفاوت که شما پول را به سوی خود جذب می‌کنید.

۷۴- قانون اشتیاق

برای ثروتمند شدن باید اشتیاق شدیدی برای این کار داشته باشید. اشتیاقی اندک یا علاقه‌ای مختصر کافی نیست.

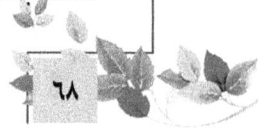

غلبه بر سرطان با نیروی فکر و گفتار

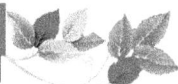

شدت علاقه ی خود را می‌توانید با مشاهده فعالیتهای خود بسنجید. آیا این فعالیتها با ثروتمند شدن هماهنگی دارد یا نه؟

۷۵- قانون هدف

قطعیت هدف نقطه آغاز ثروتمند شدن است. برای ثروتمند شدن باید تصمیم بگیرید که دقیقا چه می‌خواهید. آن را یادداشت کنید و سپس برای دست‌یابی به آن برنامه‌ریزی کنید. تمام مردمان موفق افکارشان را روی کاغذ می‌آورند.

۷۶- قانون ثروتمند کردن

تمام ثروت‌های پایدار از طریق ثروتمند کردن دیگران از راه‌های مختلف بوجود می‌آید. هر چه بیشتر تمرین کنید که در بالا بردن کیفیت زندگی دیگران سهیم شوید ثروتمند شدن شما بیشتر تضمین می‌شود.

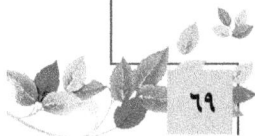

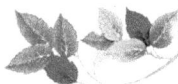

غلبه بر سرطان با نیروی فکر و گفتار

۷۷- قانون کارآفرینی

مطمئن‌ترین راه برای ثروتمند شدن این است که کار موفقی را برای خود طرح‌ریزی کنید و به مرحله اجرا درآورید. هیچ‌کس با کار کردن برای دیگران ثروتمند نمی‌شود. تولیدات یا خدمات شما کافی است تنها ده درصد بهتر از رقیبانتان باشد تا راه را برای ثروتمند شدن شما هموار کند.

۷۸- قانون خودساختگی

بهترین و مطمئن‌ترین راه برای راه‌اندازی یک کار جدید این است که بدون سرمایه یا با مقدار اندک شروع کنید، و سپس مرحله به مرحله با استفاده از سود حاصله پیش بروید. کسانی که با پول خیلی کم شروع می‌کنند در مقایسه با کسانی که با پول خیلی زیاد شروع می‌کنند احتمال موفقیت بیشتری دارند.

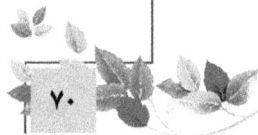

غلبه بر سرطان با نیروی فکر و گفتار

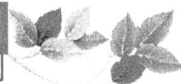

۷۹- قانون آمادگی برای شکست

آمادگی شما برای شکست خوردن، تنها معیار واقعی تمایل شما برای ثروتمند شدن است.

شکست پیش نیاز موفقیت بزرگ است. اگر می‌خواهید سریع‌تر موفق شوید آمادگی شکست خود را دو برابر کنید.

۸۰- قانون ریسک

در هر کاری، بین میزان ریسک‌پذیری و احتمال شکست رابطه مستقیم وجود دارد.

کارآفرینان موفق کسانی هستند که برای سود بیشتر خطرات کار را تجزیه تحلیل می‌کنند و به حداقل می‌رسانند.

۸۱- قانون خوش‌بینی نابجا

خوش‌بینی بیش از حد مانند شمشیر دو دم است که می‌تواند هم به شکست و هم به موفقیت منجر شود.

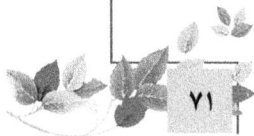

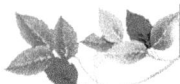

غلبه بر سرطان با نیروی فکر و گفتار

در تجارت، هر کاری دو برابر آنچه فکر می‌کنید هزینه دارد و سه برابر مدت زمانی که پیش‌بینی می‌کنید به طول می‌انجامد.

۸۲- قانون ثبات قدم

اگر در راه ثروتمند شدن به اندازه کافی ثبات قدم داشته باشید، بدون تردید موفق خواهید شد.

موانعی که در حین کار ظاهر می‌شود پلکان موفقیت شما است به شرط آنکه از هر ناامیدی و شکستی درس بگیرید.

۸۳- قانون هدف تجارت

هدف اساسی تجارت پیدا کردن و حفظ مشتری است و در هر تجارتی کلیه فعالیتها باید بر این هدف متمرکز باشد. سود نتیجه پیدا کردن و حفظ مشتری با روشی مقرون به صرفه است.

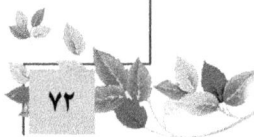

غلبه بر سرطان با نیروی فکر و گفتار

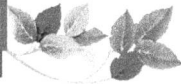

۸۴- قانون سازمان

موسسه تجاری مرکب از گروهی از افراد است که برای تنها هدف خود که همان پیدا کردن و حفظ مشتری است تشکیل شده‌است.

وجود هر کدام از کارکنان باید برای انجام وظایف موسسه ضروری باشد.

۸۵- قانون رضایت مشتری

در تجارت هر کسی مشغول حفظ رضایت مشتری است و همیشه حق با مشتری است.

مشغولیت ذهنی تاجران موفق ارائه خدمات بهتر به مشتری است.

۸۶- قانون مشتری

مشتری همیشه به دنبال بهترین و بیشترین است با پایین‌ترین قیمت ممکن.

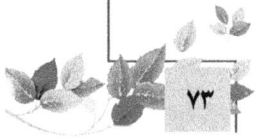

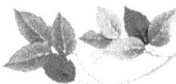

غلبه بر سرطان با نیروی فکر و گفتار

یک برنامه‌ریزی خوب تجاری ایجاب می‌کند که شما همواره به منافع شخصی مشتری توجه و بر آن تاکید داشته باشید.

۸۷ - قانون کیفیت

کیفیت آن چیزی است که مشتری می‌گوید و مشتری است که در مورد ارزش کالا یا خدمات تصمیم می‌گیرد. توانایی شما در افزودن ارزش به محصولات و یا خدمات خود تعیین کننده موفقیت شما در بازار است.

۸۸ - قانون کهنگی

هر چیزی که مورد استفاده قرار گیرد کهنه خواهد شد. محصولات یا خدمات امروز بدلیل تکنولوژی پویا و رقابت از همان ابتدا در فرآیند کهنه شدن قرار می‌گیرد.

معجزه جدید یا محصول جدید شما که قرار است به بازار بیاید چیست؟

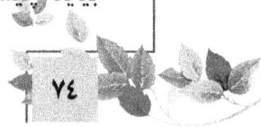

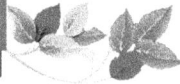

۸۹- قانون ابتکار

برای شروع راه موفقیت، داشتن یک ایده خوب تنها چیزی است که به آن نیاز دارید. پیشرفت در تجارت نتیجه یافتن راههای سریع‌تر، ارزان‌تر، بهتر و آسان‌تر برای انجام یک کار است.

۹۰- قانون عوامل ضروری موفقیت

هر کار یا تجارتی بیش از پنج تا هشت عامل ضروری برای موفقیت ندارد. این عوامل، تعیین کننده چگونگی عملکرد شما هستند.کارهایی را که منجر به موفقیت یا شکست شما می‌شوند تعیین کنید و سپس با بهره‌گیری از این اطلاعات، برای داشتن عملکرد بهتر در هر زمینه برنامه‌ریزی کنید.

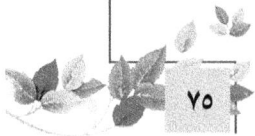

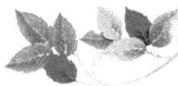

غلبه بر سرطان با نیروی فکر و گفتار

۹۱- قانون بازار

قیمت واقعی هر کالا بهایی است که مشتری حاضر است برای آن کالا در بازار آزاد و رقابتی، که در آن سایر کالاهای مشابه نیز وجود دارد، بپردازد. همیشه حق با بازار است.

۹۲- قانون تخصصی کردن

برای موفقیت در تجارت، باید ابتدا محصول یا خدمات بخصوصی را انتخاب کنید و سپس تمام توانایی خود را برای انجام کار با بهترین روش به کار گیرید.

یکی از دلایل اصلی شکست در تجارت غیر تخصصی کار کردن است.

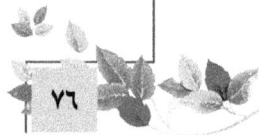

غلبه بر سرطان با نیروی فکر و گفتار

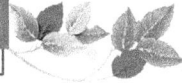

۹۳- قانون تمایز

در یک بازار رقابتی، محصولات یا خدمات برای کسب موفقیت باید در نوع خود ویژگی منحصر به فردی داشته باشند تا از سایر محصولات و خدمات مشابه متمایز گردند.

برای رقابت در بازار، برتری کالای شما باید قابل توجه و قابل تبلیغ کردن باشد و چیزی باشد که بازار حاضر باشد به خاطر آن پول پرداخت کند.

۹۴- قانون تعیین خریدار

موفقیت در تجارت در گرو تعیین گروه‌هایی است که در بازار، خریدار تولیدات یا خدمات شما هستند.

- مشتریان شما دقیقا چه کسانی هستند؟
- کجا هستند؟
- علت خرید آنها چیست؟

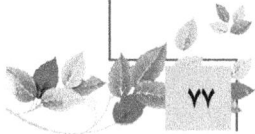

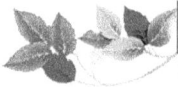

۹۵- قانون تمرکز بازار

موفقیت در بازار در گرو تمرکز کامل بر روی مشتریان بخصوصی است که می‌توانند از ویژگی‌های خاص کالا یا خدمتی که ارائه می‌دهید بیشترین استفاده را ببرند.

تعیین و متمرکز کردن تلاش‌هایتان روی این گروه خاص و اصلی، رمز سوددهی است.

۹۶- قانون برتری

بازار تنها برای عملکرد برتر، تولیدات برتر یا خدمات برتر بهای عالی می‌پردازد.اولین کار در مدیریت، تعیین و بهبود بخشیدن به حوزه‌ای است که می‌توانید در آن برتر باشید.

۹۷- قانون احتمالات

هر رخدادی به میزان معینی احتمال وقوع دارد. برای افزایش احتمال وقوع رخداد مورد نظر خود، تعداد موارد را افزایش دهید.

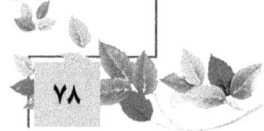

غلبه بر سرطان با نیروی فکر و گفتار

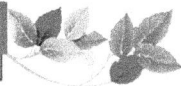

هر چقدر کارهای بیشتری را به دفعات بیشتر امتحان کنید، احتمال موفقیت شما نیز بیشتر می‌شود.

۹۸- قانون وضوح اهداف

هر چقدر با وضوح بیشتری بدانید که چه می‌خواهید و حاضرید چه اقداماتی برای دستیابی به آن انجام دهید احتمال موفق شدن و رسیدن به آنچه می‌خواهید بیشتر می‌شود.

روشن بودن اهداف مورد نظر مانند مغناطیسی عمل می‌کند که اقبال را به سوی شما می‌کشد.

۹۹- قانون جذب

شما در زندگی، افراد، ایده‌ها و موقعیت‌هایی را به سوی خود جذب می‌کنید که با افکار غالب شما هماهنگ هستند.

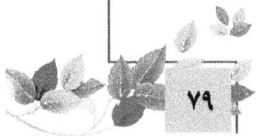

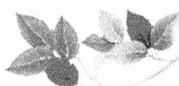

هنگامی که اهداف شما از مغناطیس اشتیاق شما سر شار شد به چیزی دست پیدا می‌کنید که مردم به آن شـــانس می‌گویند.

۱۰۰- قانون توقعات

اگر مدام توقع داشته باشید که اتفاقات خوب برایتان رخ دهد، میزان شانس خود را در زندگی افزایش می‌دهید. هر روزتان را ا این جمله آغاز کنید: می‌دانم امروز یک اتفاق عالی برایم می‌افتد.

۱۰۱- قانون فرصت

بهترین فرصت‌ها اغلب در معمولی‌ترین موقعیت‌های پیرامون شماست. بزرگترین فرصت شما، به احتمال زیاد درست پیش پای شماست، در کار، حرفه، تحصیل، تجربه یا علایق فعلی شما.

۱۰۲- قانون قابلیت

شانس هنگامی رخ می‌دهد که آمادگی و موقعیت در یک جا جمع شود.

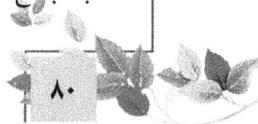

غلبه بر سرطان با نیروی فکر و گفتار

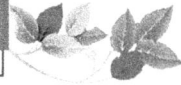

در هر زمینه‌ای، هر چقدر توانایی‌های بیشتری داشته باشید و آنها را بیشتر پرورش دهید شانس رسیدن به موقعیت‌های مطلوب نیز برای شما بیشتر می‌شود.

۱۰۳- قانون دانش

در هر زمینه‌ای، شخصی که دانش و مهارت گسترده‌تری داشته باشد شانس موفقیت بیشتری نسبت به دیگران دارد.

دانش و مهارت گسترده، فرد را آگاه ساخته و از چند و چون اوضاع با خبر می‌کند و در نتیجه فرصت‌هایش را افزایش می‌دهد.

۱۰۴- قانون پیش فرض‌ها

پیش فرض‌های نادرست ریشه شکست‌ها هستند. شهامت محک زدن پیش فرض‌های خود را داشته باشید. پذیرش اینکه احتمال دارد پیش فرضتان اشتباه باشد، راه را برای یافتن

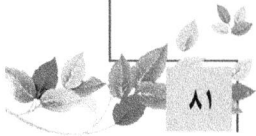

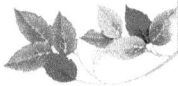

پیش فرض‌های جدید و دگرگونی‌های لازم باز می‌کند، چیزهایی که در غیر این صورت بدست نخواهید آورد.

۱۰۵- قانون وقت‌شناسی

وقت‌شناسی همه چیز است. اگر آمادگی لازم را در خود ایجاد کنید، زمان مناسب برای شما فرا خواهد رسید.

در دریای پر تلاطم زندگی، همیشه می‌توان موجی را یافت که اگر با آن حرکت کنید شما را به ساحل خوشبختی می‌رساند. **(ویلیام شکسپیر)**

۱۰۶- قانون انرژی

هر چقدر انرژی و اشتیاق بیشتری داشته باشید، احتمال اینکه موقعیت مناسب را تشخیص دهید و از آن استفاده کنید

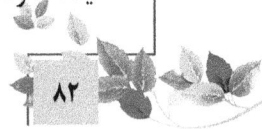

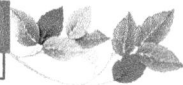

بیشتر می‌شود. بهترین ایده‌ها و افکار خلاق بعد از مدتی استراحت و آرامش بدست می‌آید.

۱۰۷- قانون روابط

هر چه افراد بیشتری را بشناسید که دید مثبتی نسبت به شما دارند موقعیت‌های بهتری به دست خواهید آورد. افرادی که شما را دوست دارند به شما ایده‌های جدیدی می‌دهند و راه موفقیت را برای شما باز می‌کنند.

۱۰۸- قانون درک دیگران

وقتی از دید فرد دیگری به موقعیتی نگاه کنید، اغلب اوقات به ایده و راه حل‌هایی دست پیدا می‌کنید که قبلا به آنها پی نبرده بودید. رتب از خودتان بپرسید که مردم به چه نیاز دارند و چه می‌خواهند و شما چطور می‌توانید نیازها و خواسته‌های آنها را برآورده کنید.

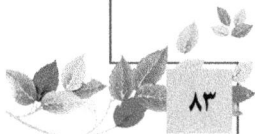

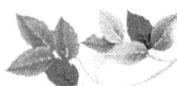

غلبه بر سرطان با نیروی فکر و گفتار

۱۰۹- قانون رشد

اگر در حال رشد فکری نیستید پس دارید در جا می‌زنید. اگر روز به روز بهتر نمی‌شوید پس دارید بدتر می‌شوید. یادگیری دائمی و رشد مداوم فکری را جزئی از برنامه روزانه زندگی خود قرار دهید.

۱۱۰- قانون تکرار

تمرین و تکرار بهای بدست آوردن مهارت است. چیزی را که مدام و مرتب تکرار می‌کنید به صورت یک عادت جدید ذهنی و عملی در می‌آید.

رشد فکری و احساس رضایت و خشنودی نتیجه کنار گذاشتن عادت‌های گذشته و جایگزین کردن تمرین‌ها و عادت‌های جدید است.

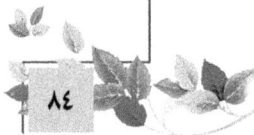

غلبه بر سرطان با نیروی فکر و گفتار

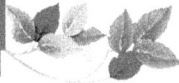

۱۱۱- قانون پشتکار

یک زندگی خوب و درخشان مجموعه‌ای از هزاران تلاش و ایثاری است که هیچ کس از آن باخبر نیست.

مردان بزرگ از ارتفاعاتی که فتح کرده‌اند حفاظت می‌کنند، جاهایی که یک شبه به آن نرسیده‌اند. اما هنگام شب در حالی که همراهانشان خفته‌اند باز هم به تلاش خود برای پیشروی ادامه می‌دهند. (هنری وادزورث لانگفلو)

۱۱۲- قانون خودشکوفایی

شما می‌توانید هر چه را که برای رسیدن به اهداف تعیین شده خود به آن نیاز دارید بیاموزید. آنهایی که می‌آموزند توانا هستند.

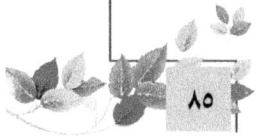

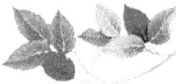

غلبه بر سرطان با نیروی فکر و گفتار

۱۱۳- قانون استعدادها

در درونتان مجموعه‌ای از استعدادها و توانایی‌ها نهفته است که اگر درست شناسایی و به کار گرفته شوند شما را قادر می‌سازند تا به هر هدفی که در نظر دارید برسید.

از چه قسمت‌هایی از کارتان بیشتر لذت می‌برید و آنها را خیلی خوب انجام می‌دهید؟ این سوال بهترین راهنما برای یافتن استعدادهای واقعی شماست.

۱۱۴- قانون کمال

موفقیت و خوشبختی هنگامی بدست می‌آید که کاری که از انجام آن لذت می‌برید، بی‌عیب و نقص انجام می‌دهید.

تعیین کننده کیفیت زندگی شما این است که تا چه حد به کمال در زندگی اهمیت می‌دهید و برای رسیدن به آن تا

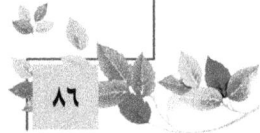

غلبه بر سرطان با نیروی فکر و گفتار

چه اندازه خود را مسئول و متعهد می‌دانید. (وینس لمباردی - مربی فوتبال)

۱۱۵- قانون موقعیت

مشکلات مانع کار نیستند بلکه معلم ما هستند. در درون هر مشکلی بذر سود یا موقعیتی نهفته است، برابر یا بیشتر از سود حاصل از انجام کار مورد نظر. در راه موفقیت مشکلات را تبدیل به پله‌های صعود کنید.

۱۱۶- قانون شهامت

وجود شهامتی سنجیده و حساب شده برای دستیابی به موفقیت ضروری است. ترس بزرگترین مانع رسیدن به هدف است. رویارویی با ترس‌های خود را جزئی از عادت هایتان کنید و در هر شرایطی این کار را انجام دهید.

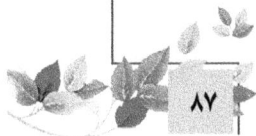

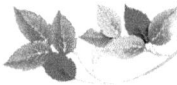

غلبه بر سرطان با نیروی فکر و گفتار

۱۱۷- قانون سخت‌کوشی

موفقیت‌ها و دستیابی به اهداف با سخت‌کوشی بدست می‌آید. هنگامی که شک دارید موفق می‌شوید یا نه، سخت‌تر تلاش کنید و اگر به نتیجه نرسیدید باز هم بیشتر تلاش کنید.

هنگامی که مشغول کار هستید، تمام مدت کار کنید و وقت تلف نکنید.

۱۱۸- قانون بخشندگی

هر چه بیشتر، بدون انتظار پاداش، به دیگران خدمت کنید، خیر و نیکی بیشتری به شما می‌رسد، آن هم از جاهایی که اصلا انتظار ندارید.

شما تنها در صورتی حقیقتا خوشبخت خواهید بود که احساس کنید به دلیل خدمت به دیگران انسان با ارزشی هستید.

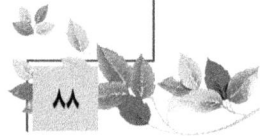

غلبه بر سرطان با نیروی فکر و گفتار

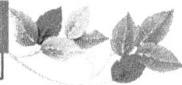

۱۱۹- قانون پذیرش

اینکه چطور با خودتان حرف می‌زنید، حداقل ۹۵٪ از فکر و احساس شما را مشخص می‌کند. ذهن ناخودآگاه گفته‌های درونی شما را به عنوان دستور می‌پذیرد.

همواره با خودتان گفتگوهای مثبت، سودمند و موثر داشته باشید، حتی هنگامی که احساس خوبی ندارید.

۱۲۰- قانون خوش‌بینی

نحوه تفسیر و توجیه تجربیاتتان، تفکرات و احساسات شما را شکل می‌دهد. اگر عادت کنید در هر موقعیتی به دنبال یافتن نقاط مثبت باشید موفق خواهید شد که یک نگرش فکری مثبت را برای خود پایه‌ریزی کنید و سرانجام هیچ چیز نمی‌تواند سد راهتان شود.

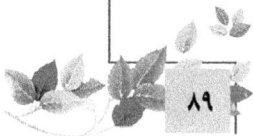

منابع مطالعه شده:

اسوت ماردن، ارایزن. پیروزی فکر (۱۳۸۷). ترجمه رضا سید حسینی. تهران: موسسه انتشارات نگاه.

برن، راندا(۱۳۸۷). راز. سمیه موحدی. قم: انتشارات چاف.

اپانیشادها کتاب‌های حکمت. ترجمه مهدی جواهریان/ پیام یزدانجو (۱۳۸۷). تهران: نشر مرکز.

پاندر، کاترین (۱۳۸۶). قانون شفا. ترجمه گیتی خوشدل. تهران: انتشارات روشنکران و نگاه زنان.

لورین، هری (۱۳۸۳). قدرت ذهن. ترجمه مهدی قراچه داغی. تهران: نشر نقش و نگار.

لوسیر، مایکل (۱۳۸۶). قانون جذب. ترجمه نفیسه معتکف. تهران: نشر درسا.

۹۰

محمدی، فاطمه(۱۳۹۴). نظریه حیات اطلاعاتی انسان. شیراز: انتشارات فرا متن.

معتکف، نفیسه (۱۳۹۴). از ارزوهایت جلو بزن. تهران: انتشارات هو.

نعمتی، آزاده (مترجم)(۱۳۹۳). ارزیابی تفکر انتقادی و تفکر خلاق. جهرم: انتشارات دانشگاه آزاد اسلامی واحد جهرم.

یار محمدی، لطف الله (۱۳۸۶). ارتباط از منظر گفتمان شناسی انتقادی.تهران: نشر هرمس.

۱۲۰ قانون برایان تریسی برگرفته از

http://didenodonyayeno.blogfa.com

https://en.wikipedia.org/wiki/Speech_act

https://en.wikipedia.org/wiki/J._L._Austin

خواننده گرامی:

چنانچه مایل به تداوم چاپ این اثر به نفع بیماران هستید مبلغ مورد نظر خود را به شماره حساب یا کارت زیر به نام مؤلف واریز فرمایید.

٦٠٣٧٩٩٧١٤٤١٥٣٩٤٨

بانک ملی: ٠١٠٦٩٠٥٩٦١٠٠١

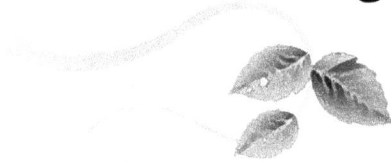

www.ingramcontent.com/pod-product-compliance
Lightning Source LLC
Chambersburg PA
CBHW072209270326
41930CB00011B/2587